ESSAI

SUR

L'ENDOCARDITE SCARLATINEUSE

PAR

Osmin CASSAS

Docteur en médecine de la Faculté de Paris,
Ancien externe des hôpitaux de Paris,
Médaille de bronze de l'Assistance publique.

PARIS

A. PARENT, IMPRIMEUR DE LA FACULTÉ DE MÉDECINE

RUE MONSIEUR-LE-PRINCE 29 ET 31

1876

ESSAI

SUR

L'ENDOCARDITE SCARLATINEUSE

PAR

Osmin CASSAS

Docteur en médecine de la Faculté de Paris,
Ancien externe des hôpitaux de Paris,
Médaille de bronze de l'Assistance publique.

PARIS

A. PARENT, IMPRIMEUR DE LA FACULTÉ DE MÉDECINE

RUE MONSIEUR-LE-PRINCE 29 ET 31

1876

A MON PÈRE ET A MA MÈRE.

A MES SŒURS

A MES PARENTS.

A MES AMIS

Cassas.

A M. LE Dr FORT,

Professeur libre d'anatomie,
Rédacteur en chef du *Paris-Médical.*

A MES MAITRES DANS LES HOPITAUX

M. LE Dr SIREDEY,

Médecin de l'hôpital Lariboisière,

M. LE Dr LASÈGUE,

Professeur de clinique médicale à la Faculté,
Médecin de l'hôpital de la Pitié.

ESSAI

SUR

L'ENDOCARDITE SCARLATINEUSE

INTRODUCTION.

Avant d'entreprendre un sujet aussi délicat que celui qui fait l'objet de ce travail, nous croyons devoir exposer le but que nous nous sommes proposé d'atteindre et justifier le plan que nous avons établi.

Nous avons été de plus en plus frappé des ressemblances nombreuses qui existent entre les complications du rhumatisme et celles de la scarlatine. L'idée nous était venue un moment d'en faire le sujet de notre thèse inaugurale. Mais, outre que la matière eût été trop étendue pour un travail aussi modeste, il nous eût été impossible de ne pas aborder la question de parenté, d'analogie qui relie ces deux maladies au point de vue de la pathogénie. Il eût été téméraire de notre part d'aborder de pareilles théories sur lesquelles nous n'avons aucune autorité pous nous prononcer, alors surtout que nos maîtres eux-mêmes restent dans la réserve,

Nous devons à la bienveillance de M. le professeur Lasègue, que nous prions ici d'agréer tous nos remercîments, d'avoir pu trouver un sujet plus restreint et à propos duquel il est plus facile d'énoncer des faits positifs. Aussi nous sommes-nous proposé principalement de réunir ce que les auteurs français et anglais ont déjà écrit à ce sujet, de relater les observations les plus caractéristiques pour établir quels sont le plus souvent le mode de début, les symptômes, la terminaison de cette maladie. Trois observations par nous recueillies dans le cours de nos études; quatre traduites de l'anglais et une quinzaine environ que nous avons pu lire dans les auteurs français et que pour cette raison nous croyons inutile de relater de nouveau, nous ont permis d'établir d'après 22 cas ce qui semble arriver le plus souvent. Nous avons été aidé dans ce travail, par notre ami M. Lefebvre, ancien externe des hôpitaux, qui a bien voulu nous traduire les principales mentions faites depuis treize ans dans le *Medical Times*, sur l'endocardite scarlatineuse. Qu'il reçoive ici nos plus sincères remercîments. Nous aurions désiré trouver des statistiques plus complètes qui nous auraient permis d'établir des bases plus hardies.

Après l'historique et l'étude clinique, restait à reconnaître la nature de cette complication sur laquelle bien des idées diverses ont été émises. Nous avons cru devoir rester dans la réserve à cet égard et nous contenter de mentionner les opinions de chacun des auteurs en attendant que de nouveaux faits et de nouvelles discussions amènent la lumière sur ce point intéressant de la science médicale.

HISTORIQUE.

Dès nombreuses complications de la scarlatine, l'endocardite est celle qui semble avoir le moins attiré l'attention des auteurs. Certains auteurs classiques n'en parlent pas; nous en avons vainement cherché la mention dans les traités de pathologie de Grisolle, Bouchut, Barrier, Requin; d'autres, tels que Barthez et Rilliet, Béhier et Hardy, Trousseau, H. Roger, Valleix, mentionnent simplement les fièvres éruptives à l'article *Etiologie de l'endocardite.* Nous avons vainement parcouru de nombreuses thèses inaugurales faites dans ces vingt dernières années et même au delà, soit sur l'endocardite, soit sur la scarlatine; à peine en avons-nous trouvé deux ou trois qui aient seulement parlé d'une relation possible entre ces deux maladies.

Deux auteurs avaient néanmoins appelé longtemps auparavant l'attention sur cette complication de la scarlatine. Pigeaux dit, en effet, dans son traité pratique des maladies du cœur (1839) : « Dans toutes les fièvres exanthématiques de mauvaise nature, dont la terminaison est funeste, on reconnaît, pendant la vie, des symptômes d'irritation du cœur, et, à l'autopsie, on trouve dans quelques cas des traces évidentes d'inflammation commençante siégeant sur la membrane interne de cet organe. »

Bouillaud dit de son côté, dans son *Traité de Nosographie médicale* (1846) : « Je ne dirai que deux mots sur l'état du système circulatoire dont nos prédécesseurs ont trop négligé l'exploration. Chez quelques individus enlevés par la scarlatine, comme chez d'autres morts de la rougeole, nous avons trouvé des traces certaines d'endocardite, et depuis que notre attention s'est fixée plus particulièrement sur ce point, nous avons pu, dans quelques cas, reconnaître pendant la vie, l'existence de cette espèce d'endocardite. »

La première relation sérieuse sur l'endocardite scarlatineuse remonte en 1864, où, dans un travail intéressant publié dans *l'Union médicale* (novembre), M. Martineau recherche « l'influence que cette lésion peut avoir, sinon sur la marche et la terminaison de la maladie, du moins sur les conséquences plus ou moins éloignées qui peuvent découler de cette complication. »

L'année suivante, M. Izard, dans une thèse de doctorat, mentionne le rhumatisme scarlatineux accompagné souvent de péricardite et d'endocardite.

En 1869, M. Blache signale l'influence d'états pathologiques antérieurs sur le développement des affections cardiaques chez les enfants. Il divise ces états en deux catégories : Maladies constitutionnelles et générales ; maladies locales douées d'une force de propagation qui s'exerce à distance ; parmi les premières, il signale le rhumatisme, les fièvres éruptives ; parmi les secondes, la pleurésie, la pneumonie, les néphrites.

Dans une communication à la Société médico-chirurgicale, en 1870, M. Larcher mentionne, avec une observation à l'appui, cette complication qui, d'ailleurs, paraît assez rare.

M. Jaccoud, dans l'article *Endocardite* du Nouveau Dictionnaire de médecine et de chirurgie pratiques, recherche la pathogénie de cette complication, ainsi que nous le verrons plus loin.

Dans sa clinique médicale, en 1873, M. Peter reconnaît aux fièvres éruptives et notamment à la scarlatine une influence incontestable sur le développement des maladies du cœur. Il en étudie la physiologie pathologique et la pathogénie, et recommande vivement de répéter tous les jours l'auscultation du cœur chez les scarlatineux.

Telles sont les seules mentions que nous ayons pu trouver dans les auteurs français sur l'endocardite qui se montre dans le cours de la scarlatine. Bien que l'attention ait été appelée sur cette complication, soit dans la presse médicale, soit devant une société savante, soit dans un de nos plus récents traités de clinique, aucun nouveau travail aucune monographie ne parait encore avoir été faite là-dessus. C'est à peine si, dans les ouvrages les plus récents, on mentionne l'inflammation possible des séreuses à propos des complications de la scarlatine et les maladies infectieuses comme pouvant s'accompagner d'endocardite.

La littérature médicale anglaise est plus riche à cet égard, et grâce à la complaisance de notre ami M. Lefebvre, nous avons pu trouver dans ces quinze dernières années de nombreuses observations dont quelques-unes trouveront leur place un peu plus loin? Cette plus grande abondance de scarlatines compliquées d'endocardite au delà du détroit, est-elle due simplement à une fréquence plus grande de la maladie primitive. A ce que, sans être plus commune, elle se complique plus souvent du côté du cœur ? Ou à ce que les médecins anglais rechercheraient davantage les signes de cette affection? Nous croyons pouvoir résoudre ces trois questions par l'affirmative. Les épidémies de scarlatine paraissent être relativement assez rares dans nos pays. Pendant neuf mois que nous avons passés à l'hôpital des Enfants-Malades, à peine avons-nous vu cinq ou six cas de scarlatine qui nous sont arrivés à peu près en même temps. D'après plusieurs ouvrages anglais, la scarlatine serait plus fréquente et plus souvent compliquée en Angleterre qu'en France, parce que, dans les salles d'hôpitaux, en Angleterre, on établit toujours un courant d'air, sous prétexte de ventiler la salle. Enfin, M. Martineau, pendant son internat dans le service de M. Roger, a touvé cette complication moins rare à mesure qu'il observait avec plus d'attention la région cardiaque des individus atteints de scarlatine.

Déjà, en 1853, le Dr Barlow affirme qu'en cherchant à établir l'histoire d'un rhumatisme, comme, par exemple, dans le cas d'une affection cardiaque, nous entendons souvent raconter qu'une scarlatine a précédé l'attaque (*Medical Times* 1863, extrait d'une leçon du Dr Wilks).

Dans le *Medical Times* de 1862 nous voyons le Dr Hillier chargé de la clinique de l'hôpital des Enfants-Malades, signaler les signes physiques de l'endocardite qui apparaît dans le cours de la scarlatine. Il distingue soigneusement cette complication de l'irrégularité dans le rhythme des battements du cœur allant jusqu'à causer une intermittence complexe du pouls. Ce signe assez souvent observé durant la convalescence de la scarlatine disparaît, du reste, après quelques jours. Après avoir étudié la localisation de l'endocardite, le médecin anglais recherche l'influence de cette complication sur le mouvement fébrile et insiste sur la nécessité d'ausculter tous les jours le cœur dans la scarlatine.

Dans la même année, le Dr Richardson cite un cas de rhumatisme avec endocardite survenant dans une scarlatine, sans que rien lui fît découvrir d'une manière satisfaisante une preuve d'hérédité ou un renseignement qui pût lui expliquer cette complication rhumatismale.

Le même journal, 3 avril 1869, rend compte d'un rapport sur une épidémie qui sévit à Londres l'année précédente; d'après ce rappport, il est constaté que les affections du cœur, l'hydropisie, la pneumonie avaient été les suites fréquentes de la scarlatine.

Peu de temps après, nov., le Dr Fairbank cite une observation assez remarquable qui sera publiée plus loin, tendant à montrer les rapports intimes qui unissent la scarlatine et le rhumatisme.

Dans la Société clinique (séance du vendredi 11 mars 1870), le Dr Wilks présente quelques cas qui mettent en relief les troubles remarquables du cœur observés dans les maladies aiguës des reins et dans la scarlatine; nous aurons occasion d'y revenir.

Le Dr Weber a vu cinq ou six cas de ce genre. dont quatre après la scarlatine.

Le Dr West (Lectures on the diseases of Infancy and Thildhood) parle de l'influence des maladies générales, notamment de la scarlatine sur le développement des affections cardiaques.

Tous les auteurs cités dans ce court historique, ont

observé des cas relativement nombreux de scarlatine compliquée d'endocardite ; la plupart ont fait suivre leurs observations de commentaires sur la nature, la pathogénie de cette affection. Nous avons dû leur faire de larges emprunts pour ce travail, à défaut d'un nombre suffisant d'observations personnelles : aussi aurons-nous plus d'une fois besoin de retracer leurs travaux avec plus de détails.

DIVISION DU SUJET.

L'existence de l'endocardite scarlatineuse ne peut plus être mise en doute aujourd'hui ; sans parler des nombreux travaux anglais, les mentions fréquentes qui en ont été faites par quelques-uns de nos maîtres suffisent à en établir l'authenticité. Nous sommes heureux de pouvoir citer à l'appui de cette opinion l'autorité de M. Peter qui dit dans ses cliniques : « Il n'est pas douteux, d'ailleurs, que l'endocardite ne soit une conséquence fréquente de la scarlatine ; les travaux modernes et en particulier, ceux de M. le Dr Martineau, l'ont suffisamment démontré. » Il est plus difficile d'en établir la fréquence relative ; la plupart des observateurs étant muets sur ce point et les statistiques que nous avons pu trouver étant beaucoup trop restreintes pour permettre de conclure à cet égard. Nous essaierons néanmoins d'établir les signes, les causes, le diagnostic et le pronostic de cette complication, d'après les faits inédits dont nous publions plus loin les observations et d'après quelques autres déjà mentionnés dans les auteurs français.

Nous diviserons notre sujet de la manière suivante :

1° Etude clinique de l'endocardite scarlatineuse;

2° Opinions des médecins contemporains sur la nature et la pathogénie de cette complication.

I.

ÉTUDE CLINIQUE DE L'ENDOCARDITE SCARLATINEUSE.

L'intensité habituelle des phénomènes de la scarlatine, la rareté des troubles fonctionnels du cœur expliquent pourquoi cette complication a pu passer longtemps inaperçue, surtout dans la période aiguë de la maladie. Depuis que les auteurs ont appelé sur elle l'attention, l'examen physique du cœur est pratiqué assez souvent pour permettre de constater son existence, même lorsqu'elle n'est que passagère.

M. Larcher, sur 15 scarlatineux observés dans l'espace d'un an et demi, dont l'âge varie entre 5 et 22 ans, en a trouvé 14 chez lesquels l'examen le plus attentif répété à chaque visite, ne lui a pas permis une seule fois de constater des modifications même légères dans les caractères des bruits du cœur ni aucune des manifestations articulaires auxquelles on a donné le nom de rhumatisme scarlatineux. Dans un seul cas, des douleurs articulaires et un trouble considérable dans la circulation cardio-vasculaire se sont développés simultanément.

Martineau, de son côté, sans dire sur combien de scarlatines observées, publie six observations qu'il divise en deux groupes : endocardites en dehors de toute autre complication : 3 ; endocardites pendant les douleurs articulaires : 3.

West signale sur 39 cas de scarlatine, 6 complications du côté du cœur dont 3 endocardites qui auraient pu être rapportées à cette fièvre éruptive. Ailleurs il dit que, sur 10 affections cardiaques consécutives à la scarlatine, il a trouvé 5 endocardites, 2 péricardites, 1 endo-péricardite.

Sur une dizaine de cas de scarlatine que nous avons observés dans le cours de nos études et dans lesquels l'examen du cœur a été pratiqué avec attention par les chefs de service, nous avons rencontré 3 cas d'endocardite publiés un peu plus loin.

Certains auteurs, néanmoins, refusent à la scarlatine l'influence que lui prêtent Martineau, Trousseau, Valleix, Rilliet et Barthez, Peter, West d'accord pour la mettre immédiatement après le rhumatisme comme cause prédisposante de l'endocardite. C'est ainsi que M. Jaccoud, dans son Traité de Pathologie interne, signale en première ligne, parmi les fièvres éruptives, la variole.

Wunderlich considère la rougeole comme la cause la plus fréquente d'endocardite après le rhumatisme articulaire aigu.

D'autres, comme nous nous aurons l'occasion de le rappeler à propos de la pathogénie, ne voient là qu'une complication rhumatismale, et ils mentionnent à l'appui de leur assertion la concomitance fréquente des douleurs articulaires avec l'endocardite. Ces douleurs articulaires nous paraissent, il est vrai, accompagner le plus souvent, mais non constamment, l'endocardite dans la scarlatine; mais, hâtons-nous de le dire, elles sont loin de constituer la véritable attaque de rhumatisme articulaire aigu.

M. Roger dit, en effet, dans un de ses Mémoires : « Le rhumatisme scarlatineux est presque toujours déterminé par le froid ; ses caractères particuliers et habituels sont d'être plus localisé, borné le plus souvent au cou et aux mains, d'être moins intense, moins durable, moins sujet aux complications viscérales; il faut admettre pourtant une endocardite rheumo-scarlatineuse. » M. Blache, thèse Paris, 1869, ajoute que ce rhumatisme ne prend pas, en général, une gravité très-grande, ne revient pas sur les articulations qu'il a attaquées; il est moins sujet à récidiver, plus fixe que le rhumatisme ordinaire et plus souvent que lui, dans les formes graves de la scarlatine, il tourne à la suppuration. Cette terminaison, qui paraît assez rare a été néanmoins signalée par Reid, *Gaz. méd.*, t. V, p. 554) et Corrigan (ibid, t. XI, p. 850), qui ont vu chez de jeunes sujets atteints de scarlatine, des tuméfactions inflammatoires du dos de la main, de la cuisse, du genou, du mollet, des malléoles, du gros orteil, et ont trouvé du pus dans ces diverses parties et dans l'intérieur de plusieurs articulations.

Ces considérations relatives au rhumatisme scarlatineux nous ont paru devoir être signalées ici, parce qu'elles se relient étroitement à notre sujet et que nous aurons a y revenir lorsque nous exposerons l'opinion des auteurs contemporains sur la nature de l'endocardite scarlatineuse.

Les sept observations suivantes viennent les confirmer,

en nous montrant que les deux complications présentent des caractères également atténués.

Obs. I. — Scarlatine légère ; endocardite, douleurs articulaires. Guérison (observation personnelle).

La nommée X..., âgée de 19 ans, domestique, entre le 18 août 1873, à l'hôpital Lariboisière, salle Sainte-Geneviève, n° 6, service de M. Siredey. D'une constitution bonne en apparence, elle ne se rappelle nullement avoir vu de scarlatineux dans ces derniers jours ; le 15, elle a été prise subitement de frisson avec céphalalgie, fièvre, nausées ; le lendemain elle vit une rougeur apparaître sur le bras droit ; depuis le 17, elle a eu un vomissement et se plaint d'un mal de gorge intense.

A son entrée on trouve une rougeur généralisée, la langue dépouillée d'épithélium ; de plus elle accuse de la constipation. Les urines sont normales. Au cou on trouve quelques ganglions engorgés. Traitement : Gargarismes émollients.

19-20. P. 80 ; T. 39°. L'auscultation du cœur donne un bruit de souffle un peu dur au premier temps et à la base.

21. La rougeur semble pâlir. Les urines sont albumineuses. La malade se plaint de douleurs dans toutes les articulations ; celles du genou et du pied paraissent contenir du liquide. Le mal de gorge et le bruit de souffle persistent. P. 84.

22. L'éruption et les douleurs des membres ont disparu.

28. L'amélioration est notable ; la desquamation est commencée depuis deux jours aux mains et aux pieds ; l'angine est moindre, la fièvre presque disparue ; l'appétit revient.

29. Encore un peu de fièvre la nuit ; pas de sommeil.

Le bruit de souffle cardiaque persiste.

4 septembre. L'amélioration continue ; encore quelques douleurs dans les articulations, mais elles semblent passagères, le mal de gorge est complètement guéri depuis deux ou trois jours. Le souffle du cœur diminue d'intensité.

La malade se plaint de douleurs aux jambes, de crampes d'estomac, d'insomnie, de céphalalgie.

Les articulations douloureuses sont enveloppées d'ouate depuis plusieurs jours ; on prescrit, en outre, 75 cent. de sulfate de quinine.

7. Depuis deux jours la malade se plaint d'une douleur assez vive aux deux genoux, les poignets semblent commencer à se prendre ; elle

éprouve, en outre, pendant la nuit, des frissons avec des palpitations et de la congestion vers la tête.

13-17. Tous ces phénomènes ont disparu ; on n'entend plus le souffle au cœur; le mieux paraît s'accentuer.

18. La desquamation se fait par larges plaques aux mains, aux jambes et aux pieds.

On prescrit des frictions avec cette pommade :

Carbonate de potasse, 5 gr. Axonge, 100.

6 octobre. La desquamation étant à peu près terminée, cette jeune fille part pour le Vésinet.

Dans les deux observations suivantes terminées par la mort, les valvules ontété trouvées, à l'autopsie, saines dans un cas, légèrement enflammées dans l'autre, où la lésion fut méconnue pendant la vie.

Obs. II. — Scarlatine mal définie. Bruit d'endocardite le 21e jour. — Mort; pas de lésion d'orifice. (Traduite de l'anglais, par M.Lefebvre.)

A. J., petite fille délicate, âgée de 9 ans, était en traitement dans le service du Dr Hillier, pour une carie de la crête iliaque, quand, le 26 mars, elle fut prise de symptômes très-mal définis de scarlatine : l'éruption n'étant restée visible qu'un jour, la gorge étant à peine malade et la température s'étant élevée une seule fois au-dessus de 100° F., il n'y eut pas de desquamation à la suite. L'enfant était maintenue au lit et paraissait aller bien, lorsque le dix-huitième jour elle fut prise de malaise avec hydropisie et céphalalgie vive. La face était pâle et bouffie, le pouls donnait 176 pulsations, bondissant. Grande soif. L'urine qui avait toujours été depuis l'éruption, légèrement albumineuse, cessa complètement de l'être pendant deux jours. La température s'éleva, dès lors, à 105° F.

Le jour suivant, elle parut mieux. Pouls 116, très-faible; T. 100°F.; la nuit précédente elle avait commencé à se plaindre de douleurs dans le pied; il y avait une rougeur marquée au niveau des malléoles interne et externe. L'articulation est très-sensible. Urine trouble et albumineuse.

Vingtième jour. L'enfant est mieux; pouls 132, faible; la rougeur est plus marquée sur le cou-de-pied, mais la sensibilité moindre. L'urine est moins trouble, mais toujours albumineuse.

Vingt et unième jour. Le gonflement s'étend du cou-de-pied à la jambe; pouls 108° F. Le premier bruit du cœur est accompagné d'un léger murmure à la pointe.

Vingt-cinquième jour. Il y a certainement formation de pus à la partie externe du cou-de-pied. Ce matin la malade a été prise de diarrhée et de vomissements. L'ausculation du cœur donne un murmure doux plus marqué au premier temps et à la pointe. L'urine est toujours albumineuse.

Trentième jour. Le murmure persiste. L'abcès a été ouvert, et l'inflammation diminue.

Quinze jours plus tard, le murmure avait entièrement disparu.

Cette petite fille s'affaiblit peu à peu et mourut quatorze mois après, emportée par la suppuration de l'os iliaque s'accompagnant de diarrhée et de mélæna.

A l'autopsie, on trouva le foie et les reins beaucoup plus volumineux en dégénérescence amyloïde ou cireuse. Le cœur paraissait sain.

Obs. III. — Croup ; scarlatine trois jours après l'opération. Endocardite mitrale. (Obs. personnelle).

T. V..., âgée de 3 ans, a commencé à tousser le 15 mai 1872 ; le 19 elle a perdu la voix et ses parents l'ont portée à l'hôpital des Enfants-Malades, service de M. Bouchut.

20. L'enfant n'avait pas eu d'accès de suffocation avant son entrée ; depuis, elle en a eu trois ou quatre ; le tartre stibié est demeuré sans effet ; un accès plus violent nécessite l'opération vers 10 heures du soir Aucune fausse membrane n'est rendue.

21. L'enfant repose ; la face est un peu rouge ; pouls, 124, peau chaude. T. M., 36°,8, S. 38°,4.

La résonnance de la poitrine est bonne, le murmure vésiculaire s'entend des deux côtés, mais il est couvert, çà et là, par des râles ronflants.

22. La canule n'est pas noircie. T. 39°,2 M., 39°,4 S.

23. Le corps est recouvert d'une éruption érythémateuse sur les jambes, tandis que, sur le tronc, on voit des taches rouges qui semblent entourer les traces récentes de grosses vésicules lesquelles pourraient bien être dues à une varicelle passée inaperçue. T. M. 39°. S. 39°,9.

24. Le facies est très-rouge; l'enfant dort au moment de la visite. M. 38°,9. S. 39°.6.

25. L'éruption paraît rubéolique, les membres inférieurs ont un aspect marbré, le chef de service croit plutôt à une scarlatine, le facies est un peu rouge; l'enfant, très-affaissée hier au soir, est mieux ce matin. T. M. 39°. S. 39°.

27. La canule est noire depuis deux jours; les bords de la plaie sont taillés à pic, à leur surface on voit une exsudation grisâtre, la face postérieure de la trachée est recouverte de fausses membranes. T. M. 38,3 S. 39°,2.

L'enfant a été agitée pendant la nuit.

28. Nuit bien meilleure; l'enfant est encore calme ce matin. T. m. 39°,6. S. 40°,2.

30. L'état général est satisfaisant, la canule n'est plus noire, on essaie de l'enlever, mais on est obligé de la replacer au bout de deux heures. T. M. 38°,3. S. 40°.

31-2 juin. L'amélioration ne s'est pas maintenue; il y a même eu une aggravation notable; la canule n'est pas noire; mais les urines sont albumineuses et la respiration commence à s'embarrasser.

4. L'état général a notablement empiré, on constate de l'engouement pulmonaire; la respiration est plus courte, plus gênée. On prescrit du sirop d'ipécacuanha.

5. L'enfant succombe à une heure du matin.

L'autopsie, faite le 6, à dix heures du matin, montre les poumons sains, insufflables en tous points, les glanglions péri-bronchiques très-volumineux, la trachée et les bronches rouges, sans fausses membranes,

Les fibres charnues du cœur sont normales. Le ventricule gauche contient des concrétions fibrineuses qui paraissent remonter assez loin avant la mort; le ventricule droit contient des caillots cruoriques.

La valvule mitrale présente, au niveau de son bord libre, deux végétations du volume d'un grain de millet sur la valve antérieure, et trois analogues, mais un peu plus petites sur la valve postérieure, au niveau du nodule. Elles semblent développées plutôt aux dépens de la face ventriculaire.

L'interne du service, M. Labadie-Lagrave, n'hésita pas à rapporter cette endocardite à la scarlatine survenue précédemment; pour lui, il résultait de l'autopsie que la mort ne pouvait être imputée qu'à la lésion endocardiaque.

Nous mentionnerons encore quatre observations : deux de scarlatine légère sans rhumatisme, mais une avec frottement péricardiaque, deux de scarlatine intense, dans l'une desquelles la malade paraît avoir contracté une lésion organique.

Obs. IV. — Scarlatine suivie de bruit systolique à la pointe et à la base. (Traduite de l'anglais par M. Lefebvre).

J. J..., petite fille d'assez bonne santé, âgée de 5 1/2 ans, fut prise, le 12 septembre 1861, de vomissements avec céphalalgie, mal de gorge. On la porta à l'hôpital des Enfants-Malades, service du Dr Hillier, où elle ne tarde pas à présenter une éruption qui ne laisse plus de doutes sur le diagnostic.

Le 18, l'éruption avait disparu ; la fièvre semblait être à peu près tombée.

Le lendemain, l'état est moins bon; on observe de l'agitation à laquelle succède bientôt de l'abattement.

La langue est nette ; il y a bon appétit; le pouls est régulier et donne 136 pulsations. L'ausculation du cœur donne un souffle systolique perceptible sur toute l'étendue du choc du cœur. Rien de semblable n'est entendu à la base. T. m., 101°,4 F. ; à midi 103°,8 F., 7 h. s. 104°,4F.

20. La nuit est agitée ; le pouls régulier donne 144 pulsations.

La respiration se compose de 34 inspirations. T. 103° F.

Le bruit de la pointe est maintenant imperceptible ; mais il y a un bruit distinct au niveau du troisième cartilage gauche qui n'est entendu d'aucun côté au niveau du deuxième cartilage.

La moitié gauche du cou est tuméfiée et très-douloureuse pendant les mouvements. Rien du côté droit.

21. La malade est mieux ; il y a encore un peu de tuméfaction au cou. Bruit de souffle encore perceptible à la base. T. 102°,4 F. A partir de ce moment, l'amélioration se dessine graduellement.

28 Les bruits morbides ne sont plus perçus ; le pouls régulier donne 84 pulsations.

2 octobre. Le pouls faible, irrégulier, donne 88 pulsations ; on n'entend pas de bruit morbide au cœur. La force revient.

10. L'enfant est sortie complètement guérie, n'ayaut aucun signe d'affection cardiaque.

Obs. V. — Scarlatine; souffle d'endocardite ; bruit de frottement péricardique ; guérison. (Traduite de l'anglais par M. Lefebvre.)

T. K..., jeune fille robuste, âgée de 11 ans, fut prise le 30 septembre de vomissements suivis de diarrhée et d'un grand affaiblissement. En même temps elle se plaignait de mal de gorge.

1er octobre. Entrée à l'hôpital des Enfants-Malades, service du Dr Hillier, avec une éruption sur tout le corps; la gorge est très-rouge, sans tuméfaction douloureuse. Pouls, 132; engorgement des ganglions sous-maxillaires.

2. Bonne nuit; conjonctives injectées; langue fortement recouverte d'un enduit jaunâtre; pas d'appétit.

Diarrhée. L'éruption est plus marquée. Les ganglions inguinaux se sont tuméfiés, mais le gonflement des ganglions sous-maxillaires a diminué.

3. La nuit a été agitée; il y a eu du délire; la malade paraît plus accablée. L'éruption très-intense sur tout le corps paraît avoir de la tendance à prendre une coloration livide. La langue nette est recouverte de papilles proéminentes et rouges. La gorge est plus malade que la veille. Le pouls faible, 136o. L'urine est abondante, non alb umineuse.

4. Un peu de délire dans la nuit; abattement. L'éruption, encore très-marquée, présente quelques vésicules miliaires sur la poitrine. Pouls, 120, plus fort. Léger nuage d'albumine dans l'urine.

5. Sommeil bon et tranquille; la malade, plus éveillée, paraît décidément mieux. L'éruption persiste encore, la gorge est toujours malade, la langue framboisée. Pouls, 120, faible. Bruits du cœur et de la poitrine, normaux. Nuage d'albumine dans l'urine.

6. Amélioration plus marquée ; l'éruption s'affaiblit. Pouls, 108, très-faible, régulier. Langue sèche, appétit meilleur; pas d'albumine.

8. Grande amélioration. Bon appétit ; langue humide, pupilles saillantes. La desquamation commence sur le front.

10. Desquamation générale ; pouls, 76, irrégulier, intermittent. Souffle marqué au niveau du troisième cartilage gauche, à peu près le même au niveau du deuxième à droite ; bruit systolique à la pointe.

11. Pouls, 80, irrégulier ; bruits cardiaques les mêmes que la veille ; la température est normale à l'aisselle.

12. Pouls, 72, irrégulier, mêmes bruits du cœur.

14. Pouls, 88, irrégulier. Le bruit de souffle systolique est encore nettement entendu, avec maximum entre le sein gauche et l'appendice

xiphoïde. Au niveau du quatrième cartilage gauche, on entend un bruit ayant un peu le caractère du frottement. Il y a aussi un bruit systolique au niveau du troisième cartilage gauche, moins marqué au niveau du second, à peine sensible au niveau du second à droite. Traces d'albumine dans l'urine. Température axillaire, 99°,5 F.

15. Pouls, 80, irrégulier. Frottement bien distinct au niveau du quatrième cartilage gauche. T.100°,2 F. Ni douleur, ni sensibilité, au niveau du cœur.

16. Frottement encore marqué, pas d'albumine.

17. Frottement moins distinct.

19. Le pouls est moins irrégulier, le frottement ne peut plus être entendu; la régularité du pouls est plus grande quand la malade est assise que lorsqu'elle est couchée.

Depuis ce moment, le mieux s'accentue tous les jours davantage, il se produit seulement une douleur d'oreille avec surdité du 27 octobre au 6 novembre.

15 novembre. Le cœur est plus agité et son impulsion plus marquée qu'à l'état normal, le maximum du choc est plutôt en dehors du mamelon gauche, à un pouce et demi au-dessous. On n'entend aucun bruit anormal.

La malade sort.

Obs. VI. — Scarlatine miliaire avec rhumatisme aigu et endocardite mitrale. (Traduite de l'anglais par M. Lefebvre.)

A. B..., âgé de 28 ans, marié, a eu une forte scarlatine il y a 14 ans; depuis, il a encore eu une gastrite aiguë et une attaque de zona sur la poitrine. Pendant quelques mois, il a été tourmenté par des affaires embarrassantes; en même temps, la santé générale a été ébranlée par un excès de travail. Après avoir été exposé pendant quelques heures à une température d'une rigueur inaccoutumée, il revient chez lui avec de grandes douleurs dans le poignet gauche et se sentant très-abattu. Une attaque très-aiguë de rhumatisme en est résultée. La période d'acuité durait depuis dix jours environ, quand, après vingt-quatre heures d'un grand malaise général, une plaque rouge, en tout semblable à celle de la scarlatine, apparut sur l'abdomen et s'étendit pendant le journée sur le tronc, le cou et les membres supérieurs. Le lendemain matin, cette éruption était couverte de vésicules très-serrées. Autour du cou, à l'aisselle et à l'aine, plusieurs d'entre elles avaient la largeur d'une pièce de 20 centimes. Au bout de trois ou quatre jours, ces vésicules étaient déchirées et commençaient à se dessécher.

A ce moment, le quinzième jour de la maladie, l'amaigrissement et la prostration étaient complets à tel point que je pouvais presque entourer la cuisse entre l'index et le pouce ; le malade ne pouvait porter la main à sa bouche : il y avait incontinence d'urine.

La carotide donnait 120 pulsations, irrégulièrement intermittentes. Le premier bruit du cœur était accompagné d'un souffle très-fort à la pointe. Il y avait beaucoup d'agitation pendant le jour et du délire pendant la nuit. La transpiration était très-abondante et irritante. L'urine, rouge d'abord, était devenue pâle. Grâce à une alimentation prudente, son état s'améliore rapidement et il guérit bien, étant devenu capable de faire dix milles en un jour à la fin du mois suivant. Le bruit du souffle systolique disparut pendant la convalescence. (*Medical Times*, 20 nov. 1869 : Dr Fairbank.)

Obs. VII. — Scarlatine intense, lésion organique (personnelle).

E. R..., âgée de 27 ans, a éprouvé, le 8 août 1871, un malaise avec frissons et vomissements ; le lendemain, apparaissait sur le corps une éruption rouge très-marquée. Elle entre à l'hôpital Cochin, dans le service de M. Bucquoy. En ce moment, le thermomètre, mis dans l'aisselle, donne 40°,2, le pouls 144.

11. Cette nuit elle a encore éprouvé des envies de vomir, la peau est très-chaude, le pouls très-fréquent, elle se plaint de mal de gorge. La coloration rouge est très-prononcée : généralisée à la partie interne du bras, piquetée sur la poitrine, où l'on voit au moyen de la loupe des arborisations. Le bas-ventre présente une rougeur vive disparaissant à la pression pour reparaître ensuite. La peau est mordicante. La langue est encore sale, hier elle s'est dépouillée, les amygdales sont le siége d'une angine pultacée. La malade dit aussi avoir éprouvé cette nuit des douleurs dans les jointures. Le cœur est le siége de contractions énergiques, vers la pointe surtout. T. 40'2 ; pouls, 150.

Continuer les gargarismes émollients prescrits hier. Eau rougie à la température de la salle, comme boisson. Le soir, la fièvre a un peu diminué. T. 39°,9 ; pouls, 140.

12. La malade a encore vomi, a eu, en outre, une épistaxis et se plaint encore de douleurs dans les genoux et d'une cuisson vive, surtout sur la paroi abdominale. Elle est plus calme, la peau est moins brûlante ;

pouls, 124. La langue, un peu dépouillée, n'est pas très-rouge. Elle se plaint de mal de gorge et se trouve dans un état d'anxiété générale. La nuit, il y a un peu d'agitation, mais sans délire. La desquamation commence aux oreilles.

13. Hier au soir, la malade avait 140 pulsations, a été agitée, a eu du délire. Aujourd'hui, l'amélioration est notable. Au toucher, la température de la peau semble avoir baissé d'un degré ; elle n'est plus mordicante. La malade peut parler et dit qu'elle souffre bien moins de la gorge dont la rougeur a diminué ; elle ne tousse pas.

14. Hier, dans la journée, il y a eu encore un peu de délire ; mais, dans la soirée, une amélioration notable s'est tout à coup déclarée. La langue est lisse, d'une rougeur très-modérée. Le cœur ne présente rien de particulier. Lait, boissons émollientes.

15. La malade est encore un peu souffrante ; ce matin, elle a eu une épistaxis ; pouls, 104. Les bruits du cœur semblent devenir rudes ; par moments, on croirait entendre un souffle au premier temps et à la pointe. Un peu de toux. Décoloration marquée. Potion avec acét. de potasse et nitrate de potasse : āā 2 gr.

16. La malade se sent mieux, éprouve une soif vive, mais peu d'appétit. Les bruits de souffle deviennent plus rudes.

17. La desquamation s'étend, la malade se croit guérie et déjà voudrait se lever ; on le lui interdit. Le bruit de souffle semble diminuer et devoir disparaître. Supprimer la potion ; bouillons ; ext. qq. : 2 gr. ; teint. digit., 15 gr.

19. L'appetit semble revenir ; la malade prend quelques potages.

21. Le mieux s'accentue ; on l'autorise à se lever sans aller à l'air. La desquamation se montre successivement dans les diverses parties du corps, en suivant le même ordre que l'éruption. Lierre terrestre, vin de quinquina ; 1er degré.

23. La desquamation se fait par larges plaques, la malade se lève et s'en trouve très-bien ; l'appétit augmente ; 2e degré.

27. L'amélioration continue ; mais à l'auscultation du cœur, on entend au niveau de la pointe un bruit de souffle au premier temps. Café avec qq. 2 gr.

2 septembre. La desquamation, terminée aux jambes, commence à se produire aux pieds, 3e degré.

4. Bain.

5. La desquamation est terminée, sauf la région plantaire.

6. On l'autorise à aller jusqu'au jardin ; 4e degré.

8. La malade se sent encore un peu faible ; de plus, elle éprouve du mal à la tête après ses repas.

14. La desquamation est complètement terminée; la scarlatine est guérie ; mais le bruit de souffle persiste et révèle sans doute une lésion organique.

17. Cette jeune fille, se sentant assez forte, quitte l'hôpital ; mais, outre sa lésion mitrale, elle tousse depuis quelques jours, et certains autres signes feraient craindre un début de tuberculose.

Toutes les observations que nous avons lues dans divers recueils de journaux français ou anglais, ressemblent à l'une de celles qui viennent d'être exposées ; aussi est-ce d'après leur ensemble que nous essaierons de décrire l'endocardite scarlatineuse.

L'anatomie pathologique est nulle à cause de la rareté de la mort, surtout par suite de cette complication.

Dans nos observations, nous avons vu une fois la mort, survenant assez rapidement, laisser une endocardite aiguë ; dans un autre cas où elle est arrivée longtemps après la disparition du bruit de souffle, les valvules étaient saines.

L'époque d'apparition peut varier dans des limites assez étendues, puisqu'on a cité un cas au bout de trois ans et un au bout de quatorze ans ; mais, comme dans ces deux cas l'endocardite avait été précédée de rhumatisme, on peut contester sa nature scarlatineuse. Dans 8 cas, nous l'avons vue se montrer pendant la desquamation, depuis le neuvième jour jusqu'à la fin de la convalescence. Le plus souvent on l'observe entre le deuxième et le neuvième jour ; enfin, dans un cas cité par M. Larcher, le souffle endocardiaque a précédé de deux jours la maladie.

L'endocardite mitrale nous paraît être la plus fréquente de beaucoup, c'est du moins aussi l'avis des auteurs; sur 25 cas, nous en comptons 22 dont 3 sont accompagnées d'un souffle à la base; dans trois autres cas le souffle n'existe qu'à la base.

Les symptômes de l'endocardite scarlatineuse sont, le plus souvent, à peu près nuls; mais il n'en est pas toujours ainsi, témoin le fait suivant cité par le Dr Hillier : Chez une jeune fille, qui n'avait présenté qu'une scarlatine bénigne, le pouls s'éleva, dans les vingt-quatre heures, de 99° F. à 104°. En même temps, elle paraissait plus souffrante, et, à la pointe du cœur, il y avait un souffle systolique bien distinct qui, certainement, n'existait pas deux jours auparavant. Le pouls s'était élevé de 100 à 136. Le lendemain, il y avait du gonflement à la partie gauche du cou, avec douleur dans les mouvements. Le souffle de la pointe n'était plus perceptible, mais on entendait un autre souffle distinct au niveau du 3e cartilage gauche. Pouls, 144. A partir de ce jour, l'état de la malade s'améliora graduellement, la température s'abaissa peu à peu, et redevint normale le quinzième jour après le commencement de l'attaque. Le souffle de la base disparut le dix-septième jour. Pouls, 84, régulier.

Dans un autre cas, le Dr Hillier a vu l'apparition du souffle s'accompagner d'une élévation marquée et rapide de la température et d'accélération notable du pouls. En dehors de ces cas exceptionnels, la maladie ne se traduit que par des signes physiques.

La palpation et la percussion ne donnent ordinairement rien de positif; dans quelques cas, néanmoins, on sentira l'impulsion plus considérable qu'à l'état normal ; le choc de la pointe a été perçu à 1 pouce 1/2 plus bas, et plutôt en dehors du mamelon. L'auscultation seule permettra de reconnaître le siége de l'inflammation, en même temps que l'examen du pouls souvent irrégulier, intermittent, vient confirmer le diagnostic.

La marche ne présente rien de particulier; d'après nos observations, la complication et la maladie principale semblent suivre leur cours indépendamment l'une de l'autre. Ainsi, lorsque l'endocardite apparaît dans la période aiguë de la scarlatine, pendant la fièvre, celle-c n'en est nullement modifiée; lorsqu'elle apparaît pendant la desquamation, celle-ci n'en suit pas moins son cours. Rarement il y a recrudescence de l'appareil fébrile.

Dans une de nos observations, la malade guérie de son endocardite le quarante-cinquième jour, a succombé plus d'un an après des suites de la scarlatine, et les valvules étaient saines à l'autopsie.

Trois autres cas suivis de mort peu après le début, n'ont donné que des traces d'endocardite récente assez grave pourtant dans un cas pour que la mort lui ait été attribuée.

La durée de l'endocardite, dans la scarlatine, est excessivement variable : depuis dix-sept jours jusqu'à l'état chronique, nous comptons 6 cas. Dans 7 autres, elle a varié entre huit et quatorze jours ; 9 fois elle est restée indéterminée, soit parce que la mort est survenue inopinément, soit parce qu'on n'a pas noté le jour où le souffle a définitivement disparu.

La terminaison la plus fréquente de beaucoup, c'est la guérison ; c'est-à-dire le rétablissement des bruits normaux du cœur; nous l'avons vue signalée dans les trois quarts des cas au moins. Parmi les faits cités comme ayant laissé une affection organique, nous en comptons 3 dans lesquels le souffle persistait encore lorsque les malades sont sortis de l'hôpital entre le 27e et le 46e jour; mais ils n'ont pas été revus.

La mort paraît exceptionnelle par le fait de l'endocardite. Nous pouvons en citer 2 cas.

Le Dr Wilks signale encore une terminaison qui nous paraît être au moins très-rare. Partant de ce point que l'état morbide dans lequel se trouvent alors les malades est entièrement lié à l'affection rhumatismale qui accompagne souvent la scarlatine, il en conclut qu'ils pourraient succomber à la pyémie. Cette terminaison signalée comme possible dans le rhumatisme qui accompagne les fièvres infectieuses et notamment la scarlatine est fort contestée pour l'endocardite; nous n'en connaissons aucun fait positif.

M. Bourayne (thèse de doct., 1858) dit que l'endocardite survenant à la dernière période de la scarlatine peut, suivant le genre de rhumatisme, avoir une grande tendance à la suppuration et se terminer d'une manière funeste. D'après nos observations, il ne nous a pas paru y avoir de différence dans la terminaison, soit que l'endocardite fût arrivée dans la période aiguë de la maladie, soit qu'elle fût arrivée vers son déclin.

Enfin M. J. Guyot signale à la Société médicale des hôpitaux, en 1865, une scarlatine avec endocardite terminée par la mort, sans que l'autopsie ait pu expliquer cette terminaison.

Le diagnostic de l'endocardite scarlatineuse ne pourra

être établi que si l'on ausculte tous les jours soigneusement la région cardiaque des scarlatineux, pendant toute la durée de la maladie et même pendant la convalescence.

A ce propos, le Dr Hillier signale trois cas d'endocardite mitrale qu'il a observés : deux au septième, un au huitième jour de la scarlatine ; dans un cas, le souffle disparut ; il persista dans les deux autres. Un seul s'accompagnait de rhumatisme articulaire marqué. N'est-il pas vraisemblable que l'affection du cœur, qui ne peut être rapportée ni à une altération congénitale ni au rhumatisme, peut quelquefois devoir son origine à une attaque antérieure de scarlatine. Si, dans ces cas, le cœur n'était pas ausculté avec soin, l'endocardite ne pourrait être reconnue ; et, souvent, il n'y a rien dans les symptômes, sauf l'irrégularité du pouls, qui puisse attirer l'attention vers le cœur. Or, celle-ci peut n'être que le résultat d'un désordre de l'innervation ou de l'altération du sang. Ce n'est pas un symptôme rare chez les enfants pendant la convalescence d'autres affections aiguës.

Le pronostic résulte évidemment de ce qui a été dit a propos de la terminaison : il nous paraît bien plus léger que celui de l'endocardite rhumatismale. « Il ne faut pas oublier, » dit néanmoins M. Martineau, « qu'une première attaque d'endocardite est une lésion sérieuse, car une nouvelle explosion est toujours imminente, pour ne pas dire fatale. Ces remarques doivent être encore prises en considération davantage chez les enfants, car il n'est pas rare de les voir rentrer à l'hôpital (d'enfants ou d'adultes) pour une lésion du cœur, une affection rhumatismale ou pour la chorée. »

L'étiologie de l'endocardite scarlatineuse est complètement inconnue. Comme pour les autres complications de la scarlatine, on l'a attribuée à la non-observation des lois de l'hygiène et notamment au refroidissement. Nous croyons cette influence moins soutenable encore pour l'endocardite ; car si nous avons pu, dans quelques cas, rattacher l'anasarque scarlatineuse à une sortie prématurée, d'autre part nous avons le plus souvent constaté que, dans les cas d'endocardite, les malades avaient été rigoureusement maintenus au lit. Néanmoins, pour les auteurs qui rattachent cette endocardite au rhumatisme scarlatineux, et nous croyons que c'est le plus grand nombre, quelques-uns même vont jusqu'à invoquer la diathèse rhumatismale, dont la scarlatine ne ferait que provoquer une manifestation, l'influence du refroidissement aurait une valeur bien plus considérable. Mais nous reviendrons sur ce sujet à la fin de ce travail.

Le traitement n'offre rien de particulier et nous n'avons rien à ajouter à ce que les auteurs recommandent pour l'endocardite essentielle et rhumatismale. Toutefois nous croyons que, vu la légèreté habituelle de cette complication, il sera bon de rester le plus souvent dans une sage expectation, la maladie principale devant absorber toutes les préoccupations du médecin. Si l'endocardite paraissait avoir une tendance vers la chronicité, il pourrait être bon de recourir à des applications successives de ventouses scarifiées et de vésicatoires.

Le Dr Wilks, dans la conviction que le trouble cardiaque est d'origine nerveuse et un signe de l'empoisonnement du sang, d'urémie, indique les stimulants dans la crainte de l'arrêt momentané du cœur.

II.

OPINIONS DES MÉDECINS CONTEMPORAINS SUR LA NATURE ET LA PATHOGÉNIE DE CETTE COMPLICATION.

Les auteurs anciens n'ont pas hésité à expliquer l'endocardite qui survient dans la scarlatine, en dehors du rhumatisme, par une altération spéciale du sang.

Pigeaux dit en 1832 : « Une source de causes propres à développer l'endocardite est certainement l'altération du sang ; c'est peut-être la seule qui agisse assurément ; peut-être même, comme elle sévit directement sur la membrane interne du cœur, toutes les autres causes ont-elles besoin de l'intermédiaire de celle-ci pour réagir sur le cœur ; elles n'en sont peut-être même qu'une ou plusieurs variétés moins bien connues. Dans presque toutes les fièvres exanthématiques, de mauvaise nature, on trouve des symptômes d'endocardite ; dans quelques cas, des lésions à l'autopsie, l'altération du sang en est probablement la cause ; de même, dans les empoisonnements. «

« Rien n'est plus fréquent, dit Bouilland, même en dehors des influences étiologiques qui dominent l'endocardite, que de rencontrer des traces apparentes d'une lésion inflammatoire de l'endocarde, dans les maladies fébriles. Je n'ai pas fait encore de suffisantes recherches sur l'état du sang ; il ne m'a pas paru différer beaucoup par son aspect et par sa consistance de celui des individus qui succombent à toute autre affection fébrile, dans le cours de laquelle des phénomènes typhoïdes, plus ou moins marqués, se sont ajoutés aux phénomènes inflammatoires. » (Nosogr. méd. 1846.)

Le Dr West mentionne que sur 39 cas d'affections cardiaques, 6 furent rapportés à la scarlatine; parlant ensuite des affections cardiaques qui surviennent après la rougeole, la fièvre typhoïde, il ajoute : « On doit rapporter, sans doute, ces cas à la catégorie des affections cardiaques qui sont sous la dépendance de l'altération du sang. Ils doivent donner une raison d'examiner tous les malades durant la convalescence de toutes les maladies fébriles. »

Alison et Noirot admettent des composés cristallisables qui, se formant en excès et n'étant pas enlevés à temps par les reins, donneraient lieu à l'inflammation de la membrane interne du cœur.

Cette théorie, que Rilliet et Barthez admettent volontiers, est rejetée par Jaccoud qui la considère comme une hypothèse dont aucun fait ne permet d'établir la réalité, qui, d'ailleurs, ne permet pas de comprendre la localisation morbide sur un seul point du système circulatoire. Il serait plus disposé à attribuer l'inflammation à la présence d'un exanthème scarlatineux qui aurait lieu aussi bien sur le système séreux que sur le tégument interne et externe.

Le Dr Wilks (janvier 1863) admet un état particulier du sang très-marqué dans cette affection : « Rhumatisme lié à la scarlatine, intéressant à connaître; on en parle tantôt comme d'un rhumatisme consécutif à la scarlatine, quelquefois même comme d'un pseudo-rhumatisme, mais il paraît ressembler très-exactement à l'affection articulaire connue et bien commune, et être intimement lié à l'exanthème. Dans ces deux affections il y a hypérinose du sang; dans toutes deux, la fibrine tend à se déposer dans le système capillaire des viscères et sur les valvules du cœur; c'est ainsi que l'endocardite se rencontre fréquemment dans les deux cas. Dans plusieurs autopsies, alors que le malade avait souffert de gonflement et de douleurs articulaires, nous avons trouvé des dépôts fibrineux dans la rate ou dans les reins avec ou sans végétations sur les valvules du cœur. Mais nous n'avons pas trouvé, comme on l'a quelquefois pensé, de pyémie résultant de l'absorption du pus qui se trouve au cœur. » En 1870, le même clinicien signale des cas d'endocardite qu'il a vus souvent, dans une épidémie de scarlatine, compliquer des néphrites consécutives à cette maladie. Elles se montrent, à un bien moindre degré, dans les affections rénales chroniques. Depuis lors il se tient toujours en éveil sur la possibilité de l'inflammation aiguë du cœur dans le cours des néphrites et de la scarlatine. Il est vrai que le trouble dans l'action du cœur s'apaisait après quelques jours sans laisser aucune trace du processus inflammatoire; la mort est survenue une seule fois. Il en conclut que le trouble cardiaque est d'origine nerveuse et un trouble de l'empoisonnement du sang ou d'urémie.

Le Dr Fuller (*Diseases of the Chest*) admet l'endocardite non rhumatismale en connexion avec une maladie générale ou l'irritation locale d'un organe voisin : variole, pyémie, néphrite.

M. Bourayne (thèse citée), croit à la possibilité de l'endocardite dans la scarlatine, en dehors de toute autre manifestation rhumatismale, bien qu'il n'en ait pas rencontré en dehors des douleurs articulaires. Mais il l'attribue néanmoins à cette cause ; pour lui, l'endocardite tient à la scarlatine par le rhumatisme.

Le Dr Richardson (*Clinical Lectures*) établit avec détail les connexions qui existent entre la fièvre scarlatineuse et la fièvre rhumatismale, en s'appuyant sur les faits par lui observés et en empruntant aux auteurs qui avaient fait la même remarque : Bird, Kelso, Ross.

M. Martineau conclut de l'existence bien constatée de l'affection rhumatismale dans la scarlatine à la nature de cette complication. « Quant aux endocardites sans rhumatisme, l'absence des douleurs ne paraît pas suffisante pour faire rejeter la nature rhumatismale de l'endocardite admise par Trousseau et bien d'autres auteurs. En n'admettant pas cette nature rhumatismale, resterait l'influence du mouvement fibrile, de l'exanthème qui aurait lieu sur le système séreux ; comment comprendre alors la localisation sur un seul point de la séreuse cardiaque. »

M. Blache (th. de 1869), après avoir mentionné l'affinité singulière, inexplicable, qui existe entre le rhumatisme et la scarlatine, en s'appuyant sur l'autorité de Graves, Récamier, Guersant, Trousseau, Valleix, Murray, Rilliet et Barthez, Pidoux, Roger, en vient à admettre la co-existence d'une vraie diathèse rhumatismale, quand on voit survenir, dans le cours de la scarlatine, des complications du côté du cœur.

M. Peter (Clinique médicale, I, p. 45) attribue les

« affections du cœur dans les maladies infectieuses, et notamment dans la scarlatine, lorsqu'elles sont intenses, à ce qu'elles produisent alors un abaissemen momentané de la vitalité. Elles frappent, dans l'organisme ainsi déprimé, les tissus épithéliaux, soit pendant la période d'état, en produisant l'endocardite ou lésion de l'épithélium cardiaque, soit pendant la convalescence où l'individu semble un vieillard, en produisant la chute des cheveux si fréquente à la suite des maladies graves suffisamment prolongées, sans qu'on puisse invoquer pour cette calvitie temporaire, les sueurs profuses de la tête. De part et d'autre, c'est donc un épithélium qui est frappé; seulement l'altération de l'épithélium cardiaque est bien autrement redoutable que celle des produits épithéliaux du cuir chevelu... Ce sont là des faits presque constants, d'observation vulgaire, dont personne cependant ne songe à s'étonner et où personne, que je sache, n'a vu les analogies que je signale : la décadence des tissus épithéliaux. Eh bien, si l'organisme n'est pas primitivement vigoureux ni l'organe valide, la réparation ne peut avoir lieu et l'endocardite dite scarlatineuse peut devenir le point de départ d'une affection organique du cœur... Une affection du cœur étant reconnue chez un individu qui n'a jamais été atteint de rhumatisme, mais qui a eu la scarlatine, faites hardiment remonter à celle-ci l'origine de la lésion cardiaque. Ce n'en est pas moins une manifestation rhumatismale ;..... en d'autres termes, ce n'est pas par hasard qu'on a des accidents rhumatismaux sous l'influence de la scarlatine, mais bien *parce qu'on est rhumatisant.* »

Tout en admettant que l'endocardite ne vient compliquer la scarlatine que chez les individus qui ont la diathèse rhumatismale, M. Peter semble néanmoins faire une distinction selon que cette affection disparaît sans laisser de traces de son passage ou qu'elle laisse une lésion organique.

« Les manifestations articulaires y sont rares et frappent surtout les poignets, l'endocardite y est plus fréquente et guérit dans la plupart des cas ; or je crois que si elle donne naissance à une affection organique du cœur, chez quelques-uns, c'est que ceux-ci étaient de fondation rhumatismants et que leur endocarde se trouvait par suite hors d'état de se remettre de l'insulte scarlatineuse. »

Dans cette longue énumération de théories que nous avons cru devoir citer, dans la pensée que nous réussirions à exposer l'état de la question en ce moment, mais dont nous ne pouvons discuter chacune en particulier, faute d'éléments suffisants, il nous semble qu'on insiste trop peu sur ce fait : la guérison presque constante de l'endocardite survenant dans le cours de la scarlatine, le passage presque aussi constant à l'état chronique de l'endocardite survenant dans le cours du rhumatisme articulaire aigu. D'autre part, les douleurs articulaires que nous avons vues souvent accompagner l'endocardite dans le cours de la scarlatine, n'ont jamais présenté la généralisation ni l'intensité qu'on observe dans certains cas types de rhumatisme articulaire aigu. Plus d'un auteur a signalé, sans doute, la bénignité relative de ces deux affections, dont on veut que l'une soit la compagne inséparable de l'autre, dans le cours de la scarlatine, mais il nous semble que ce fait aurait pu entrer en ligne de compte, lorsqu'on a voulu établir la pathogénie de la maladie. M. Peter semble incliner vers cette idée, en admettant la nécessité de la diathèse rhumatismale pour que l'endocardite puisse passer à l'état chronique, mais il ne parle pas des cas dans lesquels la réparation a été complète, sans doute pour ne pas contredire une assertion précédente, d'après laquelle l'endocardite ne vient compliquer la scarlatine que chez des rhumatisants.

Quant aux connexions étroites qui existent entre le rhumatisme et la scarlatine, dont certains auteurs sembleraient disposés à conclure à l'identité des deux maladies, nous ne pensons pas devoir aborder ici cette question, bien qu'elle se relie étroitement à notre sujet. Il serait inutile alors de se préoccuper de l'existence de la diathèse rhumatismale lorsqu'une scarlatine se complique d'endocardite.

Outre qu'un pareil travail serait trop au-dessus de nos forces, de nombreuses observations sont encore nécessaires avant de pouvoir éclaircir ce point. Nous croyons ne pouvoir mieux terminer qu'en indiquant comme desiderata, les questions suivantes que l'avenir, nous l'espérons du moins, se chargera de résoudre.

1° Doit-on admettre une analogie intime entre le rhumatisme et la scarlatine, de telle sorte que ces deux maladies puissent se montrer dans des conditions diathésiques semblables et amener les mêmes complications?

2° La scarlatine, maladie tout à fait accidentelle, ne serait-elle que le coup de fouet qui mettrait en éveil la diathèse rhumatismale, de la même manière que la rougeole devient souvent le point de départ de la tuberculisation pulmonaire chez un individu prédisposé ?

3° L'endocardite pourrait-elle compliquer la scarlatine au même titre que l'albuminurie, les douleurs articulaires en dehors de toute diathèse rhumatismale ?

A. Parent, imprimeur de la Faculté de Médecine, rue M.-le-Prince, 31

www.ingramcontent.com/pod-product-compliance
Lightning Source LLC
LaVergne TN
LVHW021527140926
848035LV00047B/1240
* 9 7 8 2 0 1 9 6 4 8 2 3 7 *